# El Libro de Recetas para la Diabetes Tipo 2 2021

## Recetas Fáciles y Sabrosas para la Dieta de la Diabetes Tipo 2

# ÍNDICE

# Introducción

La diabetes es una enfermedad en la que el organismo ya no es capaz de autorregular la glucosa en sangre. Cuando se ingiere un alimento que contiene hidratos de carbono, ya sea miel, manzana o arroz integral, el cuerpo lo descompone en azúcar (también llamada glucosa) durante la digestión. Esta glucosa pasa a través de las paredes de los intestinos a la sangre, lo que hace que el azúcar en sangre (la cantidad de glucosa que circula en la sangre) aumente.

En respuesta, el páncreas segrega una hormona llamada insulina. La función de la insulina es reducir el nivel de azúcar en la sangre hasta los niveles normales. Para ello, traslada el azúcar de la sangre a las células, donde se utiliza como energía. Piensa en la insulina como una llave que abre las puertas de las células. Pero si tienes diabetes, o bien el cuerpo no produce suficiente insulina o las células no responden a la insulina. Esto hace que el azúcar en la sangre se acumule en el torrente sanguíneo, dando lugar a un alto nivel de azúcar en la sangre.

La diabetes de tipo 2 suele comenzar con una resistencia a la insulina. Las células de los músculos, la grasa y el hígado ya no responden a la insulina, por lo que el páncreas segrega grandes cantidades de ésta, tratando de mantener los niveles de azúcar en sangre dentro de un rango normal. El sobrepeso y la inactividad física contribuyen aún más a la resistencia a la insulina.

La resistencia a la insulina también se encuentra en la prediabetes o la intolerancia a la glucosa. Se calcula que 79 millones de estadounidenses tienen prediabetes. Los estudios han demostrado que perder el 7 por ciento del peso corporal, junto con el ejercicio regular, puede disminuir el riesgo de diabetes tipo 2 en un 58 por ciento. Una vez que se tiene diabetes, la pérdida de peso, el ejercicio regular, el consumo de carbohidratos con moderación y el mantenimiento de una dieta saludable pueden disminuir la resistencia a la insulina. Esto, a su vez, promoverá un mejor control del azúcar en sangre.

Un diagnóstico de diabetes significa que el páncreas no es capaz de producir suficiente insulina para mantener esta resistencia—y el resultado es la deficiencia de insulina. Si el cuerpo no puede producir suficiente insulina, los niveles de azúcar en sangre se elevan. Los niveles elevados de azúcar en sangre a largo plazo pueden afectar a casi todos los sistemas del cuerpo. Las complicaciones de salud pueden incluir enfermedades del corazón, derrames cerebrales, insuficiencia renal, daños en los nervios, daños en los ojos y ceguera. Por eso es tan importante trabajar con tu equipo de atención sanitaria para elaborar el mejor plan de tratamiento para ti, y que tú tomes el protagonismo en tu plan comiendo sano, manteniéndote físicamente activo y perdiendo peso si es necesario.

Las personas con diabetes suelen pensar que deben centrarse estrictamente en evitar el azúcar o los hidratos de carbono, y descuidan la calidad nutricional de su dieta. Si bien es cierto que los hidratos de carbono son los que más influyen en el nivel de azúcar en la sangre, es la dieta en su conjunto la que contribuye a la salud, al control del peso y al control del azúcar en la sangre. Limitar estrictamente los hidratos de carbono que se encuentran en la fruta y los cereales integrales mientras se sigue una dieta rica en grasas saturadas y sodio no promoverá una salud óptima.

La Asociación Americana de la Diabetes, la Academia de Nutrición y Dietética, la Asociación Americana del Corazón, así como las Nuevas Guías Alimentarias para los Americanos de 2016 hacen hincapié en la dieta completa, en lugar de en un nutriente en particular. Es especialmente importante seguir una dieta saludable para el corazón porque el riesgo de sufrir una enfermedad cardíaca puede ser cuatro veces mayor cuando se tiene diabetes tipo 2. Las enfermedades cardiovasculares son la principal causa de enfermedad y muerte en las personas con diabetes de tipo 2.

Centrarse en los alimentos saludables, controlar las porciones de carbohidratos y perder peso si se tiene sobrepeso son las tres cosas más importantes que se pueden hacer para controlar la diabetes tipo 2 desde el punto de vista nutricional. Y no creas que tienes que llegar a un peso irrealmente bajo—incluso perder entre el 5 y el 7 por ciento de tu peso corporal puede ayudar a reducir el azúcar en sangre y la necesidad de medicamentos para la diabetes. Aunque las raciones exactas recomendadas varían de una persona a otra, he aquí algunas pautas para una dieta saludable:

- Come una variedad de frutas y verduras.
- Incluye cereales integrales.
- Intenta comer dos o tres raciones de pescado a la semana.
- Incluye grasas saludables para el corazón como el aceite de oliva, el aceite de canola, los frutos secos y las mantequillas de frutos secos, las semillas y el aguacate.
- Consume menos de 2.300 miligramos de sodio al día.
- Limitar el consumo de azúcares añadidos, que se encuentran en las bebidas azucaradas y en muchos alimentos procesados.

# Capítulo 1.  Alimentos Nutritivos para la Diabetes Tipo 2

Entender lo que contienen los alimentos y cómo pueden afectar a los niveles de azúcar en sangre puede parecer una tarea desalentadora. Pero es importante aprender primero qué alimentos son en su mayoría hidratos de carbono, en su mayoría proteínas y en su mayoría grasas, para poder entender cuáles son los mejores alimentos para elegir, las cantidades adecuadas y los mejores momentos para comerlos. Conocer bien los fundamentos de la nutrición en la diabetes te ayudará a tomar las mejores decisiones en cualquier ámbito y te sorprenderá descubrir que es mucho menos complicado de lo que parece.

La comida es una de las formas más antiguas de la medicina, y eso es especialmente cierto cuando se trata de vivir con diabetes. Tomar el control de lo que comes tendrá beneficios inmediatos para tu salud

Piensa en tu cuerpo como en un coche: Debes llenarlo de combustible de calidad para garantizar que funcione de forma óptima. Si tienes diabetes de tipo 2, alimentar tu cuerpo con nutrientes saludables te ayudará a controlar el azúcar en sangre, a controlar el peso, a disminuir el riesgo de complicaciones y a promover la salud en general. Así que aquí tienes un curso intensivo de nutrición.

Los hidratos de carbono, las proteínas y las grasas son los tres macronutrientes que necesita el cuerpo. Los hidratos de carbono son los que más influyen en los niveles de azúcar en sangre. Las grasas y las proteínas tienen poco o ningún efecto sobre el azúcar en sangre.

## PROTEÍNA

Las proteínas se utilizan para construir y reparar tejidos, así como para producir enzimas, hormonas y otras sustancias químicas del cuerpo. También puede ayudarte a sentirte más lleno y satisfecho en las comidas. Las investigaciones han demostrado que el cuerpo utiliza mejor las proteínas cuando se espacia su consumo a lo largo del día, en lugar de comer una gran cantidad una sola vez al día.

Las proteínas proceden de productos animales, como la carne, las aves, los huevos, los productos lácteos, el pescado, el marisco y las proteínas en polvo. Las fuentes veganas de proteínas incluyen los productos de soja (como el tofu, el tempeh y el edamame), el seitán, las legumbres (frijoles, nueces, guisantes y lentejas) y las semillas—y también algunas proteínas en polvo.

Recomendaciones para elegir proteínas saludables:

- Elige el pescado y el marisco en lugar de la carne roja.
- Retira la piel de las aves de corral.

Elige cortes de carne roja magros o bajos en grasa. Limita o evita los embutidos grasos como el salami, la mortadela y los perritos calientes.

## GRASAS

Las grasas son importantes para mantener las membranas celulares y facilitar la absorción de vitaminas, además de otras funciones. El consumo de grasas en las comidas también puede ayudar a promover la sensación de saciedad. Hay cuatro tipos principales de grasas: monoinsaturadas, poliinsaturadas, saturadas y trans. En general, hay que elegir los tipos insaturados, limitar las grasas saturadas y evitar las grasas trans.

Las grasas insaturadas, que se encuentran en la dieta mediterránea, pueden reducir el riesgo de enfermedades cardiovasculares y mejorar el metabolismo de la glucosa. Una dieta rica en grasas saturadas está relacionada con niveles elevados de colesterol LDL (malo). Existen investigaciones contradictorias sobre si las grasas saturadas aumentan o no el riesgo de enfermedades cardíacas. Sin embargo, la mayoría de los expertos siguen recomendando limitar el consumo de grasas saturadas.

Recomendaciones para elegir grasas saludables:

- Evita las grasas trans, que se encuentran en la margarina en barra y en muchos aperitivos procesados. Lee la lista de ingredientes de las etiquetas de los alimentos procesados.

- Limita la ingesta de grasas saturadas, que se encuentran en los lácteos enteros, la mantequilla, la carne bien adobada y la grasa y la piel del pollo.
- Elige grasas monoinsaturadas y poliinsaturadas, que se encuentran en el aceite de oliva, el aceite de canola y otros aceites vegetales; los frutos secos y las mantequillas de frutos secos; las semillas; el aguacate y las aceitunas.
- Incluye en tu dieta grasas omega-3 (un tipo de grasa poliinsaturada). Tienen numerosos beneficios para la salud y se encuentran en pescados grasos como el salmón, la trucha, las sardinas, las anchoas y el arenque. Las formas vegetales de grasas omega-3 se encuentran en las semillas de lino, las semillas de chía, las nueces, el aceite de canola y las verduras de hoja verde.

## CARBOHIDRATOS

Los hidratos de carbono son la principal fuente de energía del organismo. Se encuentran en casi todos los alimentos, incluidos los siguientes:

### Frutas

Las frutas aportan fibra, vitaminas, minerales y otros nutrientes que favorecen la salud. Las frutas contienen más hidratos de carbono que la mayoría de las verduras, por lo que hay que tener cuidado con el tamaño de las porciones.

Recomendaciones para elegir frutas saludables:

- Elige fruta fresca en lugar de fruta seca y jugos.
- Si compras fruta congelada o enlatada, elige las que no tengan azúcar añadido.

### Verduras sin Almidón

Piensa en verduras de hoja verde, brócoli, coliflor, pimientos, espárragos, alcachofas, tomates y berenjenas. Estas verduras sin almidón tienen pocas calorías y mucha fibra, vitaminas, minerales y otros nutrientes que favorecen la salud. Contienen sólo un tercio de los hidratos de carbono que las frutas, los lácteos, los cereales, los frijoles y las verduras con almidón.

Recomendaciones para elegir verduras saludables:

- Elige una variedad de verduras, de todos los colores del arco iris, para obtener una variedad de nutrientes.
- Compra verduras frescas o congeladas (sin salsa añadida). Si las compras en lata, busca que sean bajas en sodio.
- Compra jugo 100 por ciento vegetal, sin agregado de jugo de frutas o edulcorantes.

### Cereales, Frijoles y Verduras con Almidón

Los cereales refinados, como el arroz blanco y el pan blanco, han sido procesados para eliminar el salvado, el germen y el endospermo. Contienen menos nutrientes y menos fibra que los cereales integrales. Los frijoles y las lentejas tienen un alto contenido en fibra y proteínas, así como en hidratos de carbono. Algunas verduras, como el maíz, los guisantes y la calabaza de invierno, se consideran almidonadas porque contienen más hidratos de carbono que las verduras sin almidón. Estas verduras son buenas fuentes de vitaminas, minerales, fibra y otros nutrientes importantes para la salud.

Recomendaciones para una elección saludable:

- Al menos la mitad de los cereales que consumas deben ser integrales, no refinados. Algunos ejemplos de alimentos integrales son el pan de trigo integral, el arroz integral, la quinoa, el farro, el mijo, el bulgur, el arroz salvaje, la avena, las bayas de trigo y la cebada.
- Incluye frijoles en tu dieta. Remójalos y cocínalos tú mismo, o cómpralos enlatados, escurre el líquido y enjuágalos.
- Compra verduras frescas con almidón o congeladas (sin salsa añadida). Si las compras en lata, busca que sean bajas en sodio.

## Lácteos

Estos son productos a base de leche e incluyen la leche, el queso, el yogur y el requesón. Los productos lácteos contienen muchos nutrientes, como calcio, proteínas, potasio y vitamina D. Lo ideal es buscar una marca enriquecida con calcio y vitamina D. La leche de almendras, la leche de anacardos, la leche de soja y la leche de cáñamo pueden ser buenos sustitutos de la leche no láctea, al igual que las verduras de hoja verde y el tofu procesado con calcio. Todas estas opciones son muy bajas en carbohidratos.

Recomendaciones para elegir productos lácteos saludables:

- Elige productos lácteos sin grasa o bajos en grasa o sustitutos de la leche no láctea que estén enriquecidos con calcio y vitamina D.
- Si eliges productos lácteos con toda la grasa, mantén las porciones moderadas.
- El yogur griego natural, con un 0% o 2% de grasa, contiene la mitad de hidratos de carbono y el doble de proteínas que la leche y el yogur normales.

## FIBRA

La fibra es la parte no digerible de las plantas. Se encuentra en las verduras, la fruta, los cereales integrales, las legumbres y los frutos secos. A pesar de que la mayor parte no se digiere, la fibra hace muchas cosas buenas en el cuerpo. Contribuye a la salud digestiva y ayuda a mantener la sensación de saciedad durante más tiempo. La fibra soluble (absorbe el agua para formar un gel) que se encuentra en alimentos como los frijoles, las lentejas y las verduras sin almidón ayuda a reducir el colesterol y a regular el azúcar en la sangre.

Recomendaciones para aumentar tu consumo de fibra:

- Come muchas verduras al día.
- Come varias raciones de fruta al día.
- Elige los cereales integrales en lugar de los refinados.
- Incluye frijoles y lentejas en tu dieta.

## SODIO

El sodio es un mineral que ayuda a mantener el equilibrio electrolítico, además de realizar otras funciones en el organismo. Sin embargo, una cantidad excesiva puede aumentar el riesgo de desarrollar enfermedades graves como la hipertensión arterial, las enfermedades cardíacas y los accidentes cerebrovasculares. Dado que las enfermedades cardiovasculares son la principal causa de enfermedad y muerte en las personas con diabetes, es especialmente importante limitar el consumo de sodio. La mayor parte de la ingesta de sodio proviene de los alimentos procesados y de las comidas de los restaurantes—no del salero.

Las personas con diabetes deben limitar su consumo de sodio a 2.300 miligramos (mg) al día. Reducir la ingesta de sodio aún más, a 1.500 mg al día, puede beneficiar a la presión arterial en determinadas circunstancias. La Asociación

Americana del Corazón recomienda 1.500 mg al día para los afroamericanos, las personas diagnosticadas de hipertensión, diabetes o enfermedad renal crónica y los mayores de 51 años.

Recomendaciones para disminuir el consumo de sodio:

- Compra verduras frescas o congeladas (sin salsa añadida).
- Come aves de corral, pescado, cerdo y carne magra frescos, en lugar de carnes enlatadas o procesadas.
- Compra versiones de productos envasados bajos en sodio, reducidos en sodio o sin sal añadida.
- Limita el uso de salsas, mezclas y "productos instantáneos", incluidos el arroz aromatizado y la pasta preparada.
- Lee las etiquetas de información nutricional de los envases de los alimentos para conocer los miligramos de sodio, y compara los productos.
- Evalúa el contenido de sodio de los alimentos en Internet antes de comer en cadenas de restaurantes.
- Limita el uso del salero.

# Capítulo 2.  Desayuno

## 1  Tazón de Batido de Bayas Frescas para Desayunar

**Tiempo de Preparación:** 10 minutos

**Tiempo de Cocción:** 5 minutos

**Porciones:** 2

**Ingredientes:**

- Leche de almendras (sin azúcar) – 1/2 taza

- Cáscara de psilio en polvo – 1/2 cucharadita

- Fresas (picadas) – 60 gramos

- Aceite de coco – 1 cucharada

- Hielo picado – 3 tazas

- Estevia líquida – 5 a 10 gotas

- Proteína de guisante en polvo – 1/3 de taza

**Instrucciones:**

1. Empezar por tomar una batidora y añadir los cubitos de hielo triturados. Dejarlos reposar durante unos 30 segundos.

2. A continuación, añadir la leche de almendras, las fresas ralladas, la proteína de guisante en polvo, la cáscara de psilio en polvo, el aceite de coco y la stevia líquida. Batir bien hasta que se convierta en un puré suave y cremoso.

3. Vaciar el batido preparado en 2 vasos.

4. Cubrir con copos de coco y fresas puras y limpias.

**Nutrición:**

Calorías: 166 Calorías por porción

Grasa – 9.2 g

Carbohidratos – 4.1 g

Proteína – 17.6 g

# 2 Pudín de Chía y Coco

**Tiempo de Preparación:** 10 minutos

**Tiempo de Cocción:** 5 minutos

**Porciones:** 2

**Ingredientes:**

- Leche de coco ligera – 210 gramos

- Estevia líquida - 3 a 4 gotas

- Kiwi - 1

- Semillas de chía - ¼ de taza

- Clementina - 1

- Coco rallado (sin azúcar)

**Instrucciones:**

1. Comenzar por tomar un tazón para mezclar y poner la leche de coco ligera. Poner la stevia líquida para endulzar la leche. Combinar bien.

2. Poner las semillas de chía en la leche y batir hasta que estén bien combinadas. Colocar a un lado.

3. Raspar la clementina y extraer con cuidado la piel de los gajos. Dejar a un lado.

4. Raspar también el kiwi y cortarlo en trozos pequeños.

5. Tomar un recipiente de cristal y reunir el pudín. Para ello, colocar las frutas en el fondo del frasco; a continuación, poner una cucharada de pudín de chía. A continuación, rociar las frutas y luego poner otra capa de pudín de chía.

6. Finalizar adornando con el resto de las frutas y el coco picado.

**Nutrición:**

Calorías: 201 Calorías por porción

Proteína – 5.4 g

Grasa – 10 g; Carbohidratos – 22.8 g

# 3  Salteado de Tomate y Calabacín

**Tiempo de Preparación:** 10 minutos

**Tiempo de Cocción:** 43 minutos

**Porciones:** 6

**Ingredientes:**

- Aceite vegetal - 1 cucharada

- Tomates (picados) - 2

- Pimiento verde (picado) - 1

- Pimienta negra (recién molida) - al gusto

- Cebolla (en rodajas) - 1

- Calabacín (pelado) – 1 kg y cortado en rodajas de 1 pulgada de grosor

- Sal - al gusto

- Arroz blanco sin cocer - ¼ de taza

## Instrucciones:

1.  Empezar por coger una sartén antiadherente y ponerla a fuego lento. Echar el aceite y dejar que se caliente. Poner las cebollas y saltearlas durante unos 3 minutos.

2.  A continuación, verter el calabacín y los pimientos verdes. Mezclar bien y condimentar con pimienta negra y sal.

3.  Reducir el fuego y cubrir la sartén con una tapa. Dejar que las verduras se cocinen a fuego lento durante 5 minutos.

4.  Mientras tanto, poner el agua y el arroz. Volver a poner la tapa y cocinar a fuego lento durante 20 minutos.

## Nutrición:

Calorías: 94 Calorías por porción

Grasa – 2.8 g

Proteína – 3.2 g

Carbohidratos – 16.1 g

# 4 Coles al Vapor con Aderezo Mediterráneo

**Tiempo de Preparación:** 10 minutos

**Tiempo de Cocción:** 25 minutos

**Porciones:** 6

**Ingredientes:**

- Col rizada (picada) - 12 tazas

- Aceite de oliva - 1 cucharada

- Salsa de soja - 1 cucharadita

- Pimienta (recién molida) - al gusto

- Jugo de limón - 2 cucharadas

- Ajo (picado) - 1 cucharada

- Sal - al gusto

**Instrucciones:**

1. Utilizar una vaporera de gas o una vaporera eléctrica y llenar el recipiente inferior con agua. Si utilizas una vaporera de gas, colócala a fuego alto. Si utilizas una vaporera eléctrica, colócala en la posición más alta.

2. Inmediatamente después de que el agua empiece a hervir, poner la col rizada desmenuzada y cubrirla con una tapa. Hervir durante unos 8 minutos. La col rizada debe estar ya tierna.

3. Mientras la col rizada está hirviendo, coger un tazón grande y poner el aceite de oliva, el jugo de limón, la salsa de soja, el ajo, la pimienta y la sal. Batir bien para mezclar.

4. Ahora, echar la col rizada al vapor y envolverla con cuidado en el aliño. Asegúrate de que la col rizada quede bien cubierta.

5. Servir mientras esté caliente.


**Nutrición:**

Calorías: 91 Calorías por porción

Grasa – 3.5 g

Proteína – 4.6 g

Carbohidratos – 14.5 g

# 5  Muffins de Zanahoria Saludables

**Tiempo de Preparación:** 10 minutos

**Tiempo de Cocción:** 40 minutos

**Porciones:** 8

**Ingredientes:**

Ingredientes secos

- Almidón de tapioca - ¼ de taza

- Bicarbonato de sodio - 1 cucharadita

- Canela - 1 cucharada

- Clavo de olor - ¼ de cucharadita

Ingredientes húmedos

- Extracto de vainilla - 1 cucharadita

- Agua - 11/2 tazas

- Zanahorias (ralladas) - 11/2 tazas

- Harina de almendra - 1¾ tazas

- Edulcorante granulado de elección - 1/2 taza

- Polvo de hornear - 1 cucharadita

- Nuez moscada - 1 cucharadita

- Sal - 1 cucharadita

- Aceite de coco - 1/3 de taza

- Harina de lino - 4 cucharadas

- Banana (triturada) - 1 mediana

**Instrucciones:**

1. Comenzar calentando el horno a 350F.

2. Tomar una bandeja para muffins y colocar moldes de papel en todos los moldes. Colocar a un lado.

3. Conseguir un tazón de vidrio pequeño y poner media taza de agua y harina de lino. Dejar reposar durante unos 5 minutos. Tu huevo de lino está preparado.

4. Coger un tazón grande y meter la harina de almendra, el almidón de tapioca, el azúcar granulado, el bicarbonato de sodio, la levadura en polvo, la canela, la nuez moscada, el clavo de olor y la sal. Mezclar bien para combinar.

5. Formar un pozo en el centro de la mezcla de harina e incorporar el aceite de coco, el extracto de vainilla y el huevo de lino. Mezclar bien para formar una masa blanda. Luego, poner las

zanahorias picadas y la banana machacada. Mezclar hasta que estén bien combinados.

6. Utilizar una cuchara para sacar una cantidad igual de la mezcla en 8 moldes para muffins.

7. Colocar la bandeja de muffins en el horno y dejar que se hornee durante unos 40 minutos.

8. Sacar la bandeja del microondas y dejar reposar los muffins durante unos 10 minutos.

9. Extraer los muffins de la bandeja y dejarlos enfriar hasta que alcancen la temperatura ambiente.

10. Servir y disfrutar.

**Nutrición:**

Calorías: 189 Calorías por porción

Grasa – 13.9 g

Proteína – 3.8 g

Carbohidratos – 17.3 g

# 6 Fideos Salteados con Verduras

**Tiempo de Preparación:** 10 minutos

**Tiempo de Cocción:** 40 minutos

**Porciones:** 4

## Ingredientes:

- Batata blanca - 1 500 gramos

- Calabacín - 250 gramos

- Dientes de ajo (finamente picados) - 2 grandes

- Caldo de verduras - 2 cucharadas

- Sal - al gusto

- Zanahorias - 250 gramos

- Chalota (finamente picada) - 1

- Guindilla roja (finamente picada) - 1

- Aceite de oliva - 1 cucharada

- Pimienta - al gusto

## Instrucciones:

1. Comenzar desmenuzando las zanahorias y la batata. Utilizar un espiralizador para hacer fideos con la batata y las zanahorias.

2. Enjuagar bien el calabacín y espiralizarlo también.

3. Conseguir una sartén grande y colocarla a fuego alto. Echar el caldo de verduras y dejar que hierva.

4. Añadir la batata y las zanahorias en espiral. A continuación, poner el chile, el ajo y las chalotas. Revolver todo con unas pinzas y cocinar durante unos minutos.

5. Pasar los fideos de verduras a una bandeja de servir y condimentar generosamente con pimienta y sal.

6. Terminar rociando los fideos con aceite de oliva. ¡Servir caliente!

**Nutrición:**

Calorías: 169 Calorías por porción

Grasa – 3.7 g

Proteína – 3.6 g

Carbohidratos – 31.2 g

# 7 Barras de Bayas y Avena para Desayunar

**Tiempo de Preparación:** 10 minutos

**Tiempo de Cocción:** 25 minutos

**Porciones:** 12

**Ingredientes:**

- 2 tazas de frambuesas o arándanos frescos

- 2 cucharadas de azúcar

- 2 cucharadas de jugo de limón recién exprimido

- 1 cucharada de maicena

- 11/2 tazas de copos de avena

- 1/2 taza de harina de trigo integral

- 1/2 taza de nueces

- ¼ taza de semillas de chía

- ¼ de taza de aceite de oliva virgen extra

- ¼ de taza de miel

- 1 huevo grande

**Instrucciones:**

1. Precalentar el horno a 350f.
2. En una cacerola pequeña a fuego medio, mezclar las bayas, el azúcar, el jugo de limón y la maicena. Llevar a fuego lento. Reducir el fuego y cocinar a fuego lento durante 2 o 3 minutos, hasta que la mezcla se espese.
3. En un procesador de alimentos o una batidora de alta velocidad, combinar la avena, la harina, las nueces y las semillas de chía. Procesar hasta que se convierta en polvo. Añadir el aceite de oliva, la miel y el huevo. Triturar un par de veces más, hasta que estén bien combinados. Presionar la mitad de la mezcla en un molde cuadrado de 9 pulgadas para hornear.

4. Esparcir el relleno de bayas sobre la mezcla de avena. Añadir el resto de la mezcla de avena sobre las bayas. Hornear durante 25 minutos, hasta que se dore.

5. Dejar enfriar completamente, cortar en 12 trozos y servir. Almacenar en un recipiente tapado hasta 5 días.

**Nutrición:** Calorías: 201; grasa total: 10g; grasa saturada: 1g; proteína: 5g; carbohidratos: 26g; azúcar: 9g; fibra: 5g; colesterol: 16mg; sodio: 8mg

30 minutos o menos • sin frutos secos • vegetariano

# 8  Galletas Integrales para el Desayuno

**Tiempo de Preparación:** 20 minutos

**Tiempo de Cocción:** 10 minutos

**Porciones:** 18 galletas

**Ingredientes:**

- 2 tazas de copos de avena

- 1/2 taza de harina de trigo integral

- ¼ de taza de linaza molida

- 1 cucharadita de polvo de hornear

- 1 taza de compota de manzana sin azúcar

- 2 huevos grandes

- 2 cucharadas de aceite vegetal

- 2 cucharaditas de extracto de vainilla

- 1 cucharadita de canela molida

- 1/2 taza de cerezas secas

- ¼ taza de coco rallado sin azúcar

- 60 gramos de chocolate negro picado

**Instrucciones:**

1. Precalentar el horno a 350f.
2. En un tazón grande, combinar la avena, la harina, la linaza y el polvo de hornear. Revolver bien para mezclar.
3. En un bol mediano, batir el puré de manzana, los huevos, el aceite vegetal, la vainilla y la canela. Verter la mezcla húmeda en la mezcla seca, y revolver hasta que se combinen.
4. Incorporar las cerezas, el coco y el chocolate. Dejar caer bolas de masa del tamaño de una cucharada en una bandeja para hornear. Hornear de 10 a 12 minutos, hasta que estén doradas y cocidas.
5. Dejar enfriar durante unos 3 minutos, retirar de la bandeja de hornear y enfriar completamente antes de servir. Guardar en un recipiente hermético hasta 1 semana.

**Nutrición:**

Calorías: 136;

Grasa total: 7g;

Grasa saturada: 3g;

Proteína: 4g;

Carbohidratos: 14g;

Azúcar: 4g;

Fibra: 3g;

Colesterol: 21mg;

Sodio: 11mg

# Capítulo 3.   Almuerzo

## 9   Guiso de Batata, Col y Frijoles Blancos

**Tiempo de Preparación:** 15 minutos

**Tiempo de Cocción:** 25 minutos

**Porciones:** 4

**Ingredientes:**

- 1 lata (500 gramos) de frijoles cannellini bajos en sodio, enjuagados y escurridos, divididos

- 1 cucharada de aceite de oliva

- 1 cebolla mediana, picada

- 2 dientes de ajo picados

- 2 tallos de apio picados

- 3 zanahorias medianas picadas

- 2 tazas de caldo de verduras bajo en sodio

- 1 cucharadita de vinagre de sidra de manzana

- 2 batatas medianas (aproximadamente 1¼ libras)

- 2 tazas de col rizada picada

- 1 taza de edamame sin cáscara

- ¼ de taza de quinoa

- 1 cucharadita de tomillo seco

- 1/2 cucharadita de pimienta de cayena

- 1/2 cucharadita de sal

- ¼ de cucharadita de pimienta negra recién molida

**Instrucciones:**

1. Poner la mitad de los frijoles en una licuadora y batir hasta que estén suaves. Reservar.

2. En una olla grande a fuego medio, calentar el aceite. Cuando el aceite esté brillante, incluir la cebolla y el ajo, y cocinar hasta que la cebolla se ablande. El ajo está dulce, unos 3 minutos. Añadir el apio y las zanahorias, y seguir cocinando hasta que las verduras se ablanden, unos 5 minutos.

3. Añadir el caldo, el vinagre, las batatas, los frijoles sin mezclar, la col rizada, el edamame y la quinoa, y llevar la mezcla a ebullición. Reducir el fuego y cocinar a fuego lento hasta que las verduras se ablanden, unos 10 minutos.

4. Añadir los frijoles mezclados, el tomillo, la cayena, la sal y la pimienta negra, subir el fuego a medio-alto y llevar la mezcla a ebullición. Reducir el fuego y cocinar a fuego lento, sin tapar, hasta que los sabores se combinen, unos 5 minutos.

5. En cada uno de los 4 recipientes, verter 1¾ tazas de guiso.

**Nutrición:** Calorías: 373; grasa total: 7g; grasa saturada: 1g; proteína: 15g; carbohidratos totales: 65g; fibra: 15g; azúcar: 13g; sodio: 540mg

# 10 Sloppy Joes de Dos Frijoles de Cocción Lenta

**Tiempo de Preparación:** 10 minutos

**Tiempo de Cocción:** 6 horas

**Porciones:** 4

**Ingredientes:**

- 1 lata (500 gramos) de frijoles negros bajos en sodio

- 1 lata (500 gramos) de frijoles pintos bajos en sodio

- 1 lata (500 gramos) de tomates cortados en cubos sin sal añadida

- 1 pimiento verde mediano, sin corazón, sin semillas y picado

- 1 cebolla amarilla mediana, picada

- ¼ de taza de caldo de verduras bajo en sodio

- 2 dientes de ajo picados

- 2 porciones (¼ de taza) de salsa barbacoa preparada o salsa barbacoa embotellada

- ¼ de cucharadita de sal

- ¼ de cucharadita de pimienta negra recién molida

- 4 panecillos de trigo integral

**Instrucciones:**

1. En una olla de cocción lenta, combinar los frijoles negros, los frijoles pintos, los tomates cortados en cubos, el pimiento, la cebolla, el caldo, el ajo, la salsa barbacoa meal prep, la sal y la pimienta negra. Revolver los ingredientes, luego tapar y cocinar a fuego lento durante 6 horas.

2. En cada uno de los 4 recipientes, colocar 1¼ tazas de la mezcla de sloppy joe. Servir con 1 bollo de trigo integral.

3. Conservación: colocar los recipientes herméticos en el frigorífico hasta 1 semana. Para congelar, colocar los recipientes herméticos en el congelador durante un máximo de 2 meses. Para descongelar, refrigerar toda la noche. Para recalentar porciones individuales, calentar en el microondas sin tapar a potencia alta durante 2 a 21/2 minutos. También se puede recalentar todo el plato en una cacerola al fuego. Llevar los sloppy joes a ebullición, luego reducir el

fuego y cocinar a fuego lento hasta que se calienten, de 10 a 15 minutos. Servir con un bollo de trigo integral.

**Nutrición:** Calorías: 392; grasa total: 3g; grasa saturada: 0g; proteína: 17g; carbohidratos totales: 79g; fibra: 19g; azúcar: 15g; sodio: 759mg

# 11 Berenjenas a la Parmesana Más Ligeras

**Tiempo de Preparación:** 15 minutos

**Tiempo de Cocción:** 35 minutos

**Porciones:** 4

**Ingredientes:**

- Spray antiadherente para cocinar

- 3 huevos batidos

- 1 cucharada de perejil seco

- 2 cucharaditas de orégano molido

- 1/8 cucharadita de pimienta negra recién molida

- 1 taza de pan rallado panko, preferiblemente integral

- 1 berenjena grande (aproximadamente 1 kg)

- 5 porciones (21/2 tazas) de salsa de tomate en trozos o salsa de tomate baja en sodio en frasco

- 1 taza de queso mozzarella semidesnatado

- ¼ de taza de queso parmesano rallado

**Instrucciones:**

1. Precalentar el horno a 450f. Cubrir una bandeja para hornear con spray para cocinar.

2. En un bol mediano, batir los huevos, el perejil, el orégano y la pimienta.

3. Verter el panko en un bol mediano aparte.

4. Cortar la berenjena en rodajas de ¼ de pulgada de grosor. Sumergir cada rebanada de berenjena en la mezcla de huevo, sacudiendo el exceso. A continuación, rebozar ambos lados de la berenjena en el pan rallado panko. Colocar las berenjenas recubiertas en la bandeja para hornear preparada, dejando un espacio de 1/2 pulgada entre cada rebanada.

5. Hornear durante unos 15 minutos hasta que estén blandas y doradas. Retirar del horno y reservar para que se enfríen ligeramente.

6. Verter 1/2 taza de salsa de tomate en trozos en el fondo de una fuente de horno de 8 por 15 pulgadas. Con una espátula o el dorso de una cuchara, extender la salsa de tomate de manera uniforme. Colocar la mitad de las rodajas de berenjena cocida, ligeramente superpuestas, en la fuente, y cubrir con 1 taza de salsa

de tomate en trozos, 1/2 taza de mozzarella y 2 cucharadas de parmesano rallado. Repetir la capa, terminando con el queso.

7. Hornear sin tapar durante 20 minutos hasta que el queso esté burbujeante y ligeramente dorado.

8. Sacar del horno y dejar enfriar durante 15 minutos antes de dividir la berenjena en partes iguales en 4 recipientes separados.

**Nutrición:** Calorías: 333; grasa total: 14g; grasa saturada: 6g; proteína: 20g; carbohidratos totales: 35g; fibra: 11g; azúcar: 15g; sodio: 994mg

## 12 Curry de Coco y Lentejas

**Tiempo de Preparación:** 15 minutos

**Tiempo de Cocción:** 35 minutos

**Porciones:** 4

**Ingredientes:**

- 1 cucharada de aceite de oliva

- 1 cebolla amarilla mediana, picada

- 1 diente de ajo picado

- 1 pimiento rojo mediano, cortado en cubos

- 1 lata (500 gramos) de lentejas verdes o marrones, enjuagadas y escurridas

- 2 batatas medianas, lavadas, peladas y cortadas en trozos del tamaño de un bocado (aproximadamente 1¼ libras)

- 1 lata (500 gramos) de tomates cortados en cubos sin sal

- 2 cucharadas de pasta de tomate

- 4 cucharaditas de curry en polvo

- 1/8 de cucharadita de clavo de olor molido

- 1 lata (500 gramos) de leche de coco ligera

- ¼ de cucharadita de sal

- 2 piezas de pan naan integral, partidas por la mitad, o 4 rebanadas de pan crujiente

**Instrucciones:**

1. En una cacerola grande a fuego medio, calentar el aceite de oliva. Cuando el aceite esté brillando, añadir la cebolla y el ajo y cocinar hasta que la cebolla se ablande. El ajo esté dulce, durante unos 3 minutos.

2. Añadir el pimiento y seguir cocinando hasta que se ablande, unos 5 minutos más. 3. Añadir las lentejas, las batatas, los tomates, la pasta de tomate, el curry en polvo y los clavos, y llevar la mezcla a ebullición.

Reducir el fuego a medio-bajo, tapar y cocinar a fuego lento hasta que las batatas se ablanden, unos 20 minutos.

3.  Añadir la leche de coco y la sal, y volver a hervir. Reducir el fuego y cocinar a fuego lento hasta que los sabores se combinen, unos 5 minutos.

4.  En cada uno de los 4 recipientes, verter 2 tazas de curry.

5.  Disfrutar de cada porción con la mitad de un trozo de pan naan o una rebanada de pan crujiente.

**Nutrición:** Calorías: 559; grasa total: 16g; grasa saturada: 7g; proteína: 16g; carbohidratos totales: 86g; fibra: 16g; azúcar: 18g; sodio: 819mg

# 13 Portobellos Rellenos de Queso

**Tiempo de Preparación:** 15 minutos

**Tiempo de Cocción:** 25 minutos

**Porciones:** 4

**Ingredientes:**

- 4 sombreros de champiñones portobello

- 1 cucharada de aceite de oliva

- 1/2 cucharadita de sal

- ¼ de cucharadita de pimienta negra recién molida

- 1 taza de espinacas tiernas picadas

- 11/2 tazas de queso ricotta semidesnatado

- 1/2 taza de queso mozzarella rallado semidesnatado

- ¼ de taza de queso parmesano rallado

- 1 diente de ajo picado

- 1 cucharada de perejil seco

- 2 cucharaditas de orégano seco

- 4 cucharaditas de pan rallado sin condimentar

- 4 porciones (4 tazas) de brócoli asado con chalotas

**Instrucciones:**

1. Precalentar el horno a 375f. Forrar una bandeja de horno con papel de aluminio.

2. Pincelar los sombreros de los champiñones con el aceite de oliva, y espolvorear con ¼ de cucharadita de sal y 1/8 de cucharadita de pimienta. Poner los sombreros de los champiñones en la bandeja de horno preparada y hornear hasta que estén blandos, unos 12 minutos.

3. En un bol mediano, mezclar las espinacas, la ricotta, la mozzarella, el parmesano, el ajo, el perejil, el

orégano y el ¼ de cucharadita restante de sal 1/8 de cucharadita de pimienta.

4. Colocar 1/2 taza de la mezcla de queso en cada champiñón y espolvorear cada uno con 1 cucharadita de pan rallado. Volver a meter los champiñones en el horno durante 8 o 10 minutos más hasta que se calienten.

5. Retirar del horno y dejar que los champiñones se enfríen durante unos 10 minutos antes de colocarlos en un recipiente individual. Añadir 1 taza de brócoli asado con chalotas a cada recipiente.

**Nutrición:** Calorías: 419; grasa total: 30g; grasa saturada: 10g; proteína: 23g; carbohidratos totales: 19g; fibra: 2g; azúcar: 3g; sodio: 790mg

# 14 Scampi de Camarones Más Ligero

**Tiempo de Preparación:** 15 minutos

**Tiempo de Cocción:** 15 minutos

**Porciones:** 4

**Ingredientes:**

- 2,5 kg de camarones grandes pelados y desvenados

- ¼ de cucharadita de sal

- 1/8 cucharadita de pimienta negra recién molida

- 2 cucharadas de aceite de oliva

- 1 chalote picado

- 2 dientes de ajo, picados

- ¼ de taza de vino blanco para cocinar

- Jugo de 1/2 limón (1 cucharada)

- 1/2 cucharadita de sriracha

- 2 cucharadas de mantequilla sin sal, a temperatura ambiente

- ¼ de taza de perejil fresco picado

- 4 raciones (6 tazas) de fideos de calabacín con vinagreta de limón

## Instrucciones:

1. Sazonar los camarones con la sal y la pimienta.

2. En una cacerola mediana a fuego medio, calentar el aceite. Añadir la chalota y el ajo, y cocinar hasta que la chalota se ablande y el ajo esté fragante, unos 3 minutos. Añadir los camarones, tapar y cocinar hasta que estén opacos, de 2 a 3 minutos por cada lado. Con una espumadera, transferir los camarones a un plato grande.

3. Añadir el vino, el jugo de limón y la sriracha a la cacerola y revolver para combinar. Llevar la mezcla a

ebullición, luego reducir el fuego y cocinar a fuego lento hasta que el líquido se reduzca a la mitad, 3 minutos. Añadir la mantequilla y revolver hasta que se derrita, unos 3 minutos. Volver a poner los camarones en la cacerola y revolver para cubrirlos. Añadir el perejil y revolver para combinar.

4. En cada uno de los 4 recipientes, colocar 11/2 tazas de fideos de calabacín con vinagreta de limón, y cubrir con ¾ de taza de camarones.

**Nutrición:** Calorías: 364; grasa total: 21g; grasa saturada: 6g; proteína: 37g; carbohidratos totales: 10g; fibra: 2g; azúcar: 6g; sodio: 557mg

## 15 Salmón con Arce y Mostaza

**Tiempo de Preparación:** 10 minutos, más 30 minutos de tiempo de marinado

**Tiempo de Cocción:** 20 minutos

**Porciones:** 4

**Ingredientes:**

- Spray antiadherente para cocinar
- 1/2 taza de sirope de arce al 100%
- 2 cucharadas de mostaza de Dijon
- ¼ de cucharadita de sal

- 4 filetes de salmón (150 gramos)

- 4 porciones (4 tazas) de brócoli asado con chalotas

- 4 porciones (2 tazas) de cuscús integral con perejil

**Instrucciones:**

1. Precalentar el horno a 400f. Forrar una bandeja para hornear con papel de aluminio y cubrir con spray de cocina.

2. En un tazón mediano, batir el jarabe de arce, la mostaza y la sal hasta que esté suave.

3. Poner los filetes de salmón en el tazón y mezclar para cubrirlos. Cubrir y poner en la nevera para marinar durante al menos 30 minutos y hasta toda la noche.

4. Sacudir el exceso de marinada de los filetes de salmón y colocarlos en la bandeja de horno preparada, dejando un espacio de 1 pulgada entre cada filete. Desechar la marinada sobrante.

5. Hornear durante unos 20 minutos hasta que el salmón esté opaco. Un termómetro insertado en la parte más gruesa de un filete marcará 145f.

6. En cada uno de los 4 recipientes resellables, colocar 1 filete de salmón, 1 taza de brócoli asado con chalotas y 1/2 taza de cuscús integral con perejil.

**Nutrición:** Calorías: 601; grasa total: 29g; grasa saturada: 4g; proteína: 36g; carbohidratos totales: 51g; fibra: 3g; azúcar: 23g; sodio: 610mg

# 16 Ensalada de Pollo con Uvas y Nueces

**Tiempo de Preparación:** 15 Minutos

**Tiempo de Cocción:** 5 Minutos

**Porciones:** 4

**Ingredientes:**

- 1/3 de taza de nueces pecanas sin sal, picadas
- 300 gramos de pechuga de pollo cocida sin piel y sin hueso o pollo asado, finamente picado
- 1/2 cebolla amarilla mediana, finamente picada
- 1 tallo de apio, finamente picado
- ¾ de taza de uvas rojas o verdes sin semillas, cortadas por la mitad
- ¼ de taza de mayonesa ligera
- ¼ de taza de yogur griego natural sin grasa
- 1 cucharada de mostaza de Dijon
- 1 cucharada de perejil seco
- ¼ de cucharadita de sal

- 1/8 de cucharadita de pimienta negra recién molida

- 1 taza de lechuga romana rallada

- 4 (8 pulgadas) pitas de trigo integral

**Instrucciones:**

1. Calentar una sartén pequeña a fuego medio-bajo para tostar las pecanas. Cocinar las pecanas hasta que estén fragantes, unos 3 minutos. Retirar del fuego y reservar para que se enfríen.

2. En un tazón mediano, mezclar el pollo, la cebolla, el apio, las pecanas y las uvas.

3. En un tazón pequeño, batir la mayonesa, el yogur, la mostaza, el perejil, la sal y la pimienta. Verter la salsa sobre la mezcla de pollo y revolver hasta que esté bien combinada.

4. En cada uno de los 4 recipientes, colocar ¼ de taza de lechuga y cubrir con 1 taza de ensalada de pollo. Guardar las pitas por separado hasta el momento de servir.

5. Cuando esté listo para comer, rellenar la porción de ensalada y lechuga en 1 pita.

**Nutrición:** Calorías: 418; Grasa total: 14g; Grasa saturada: 2g; Proteína: 31g; Carbohidratos totales: 43g; Fibra: 6g;

# 17 Verduras Asadas

**Tiempo de Preparación:** 14 minutos

**Tiempo de Cocción:** 17 minutos

**Porciones:** 3

**Ingredientes:**

- 4 cucharadas de aceite de oliva, reservar un poco para engrasar

- 2 cabezas de ajo grandes, con la parte superior cortada

- 2 berenjenas grandes, sin la parte superior, cortadas en cubos

- 2 chalotas grandes, peladas y cortadas en cuartos

- 1 zanahoria grande, pelada y cortada en cubos

- 1 chirivía grande, pelada y cortada en cubos

- 1 pimiento verde pequeño, sin semillas, acanalado, cortado en cubos

- 1 pimiento rojo pequeño, sin semillas, acanalado y cortado en cubos

- 125 gramosde coles de Bruselas, cortadas por la mitad, sin quitar el corazón

- 1 ramita de tomillo grande, con las hojas recogidas

- Sal marina, de grano grueso

Para la guarnición

- Un limón grande cortado por la mitad, ½ exprimido y ½ cortado en gajos más pequeños

- 1/8 de taza de bulbo de hinojo, picado

## Instrucciones:

1. A partir de 425°F o 220°C, precalentar el horno durante al menos 5 minutos antes de utilizarlo.

2. Forrar una bandeja de asar profunda con papel de aluminio; engrasar ligeramente con aceite. Introducir los pimientos, las coles de Bruselas, las zanahorias, las berenjenas, el ajo, las chirivías, las hojas de romero, las chalotas y el tomillo. Añadir una pizca de sal marina; rociar el aceite restante y el jugo de limón. Mezclar bien para combinar.

3. Cubrir la bandeja de asar con una hoja de papel de aluminio. Colocar ésta en la rejilla central del horno. Hornear de 20 a 30 minutos. Retirar el papel de aluminio. Asar, durante otros 5 a 10 minutos, o hasta que algunas verduras se doren en los bordes. Sacar la bandeja del horno. Enfriar ligeramente antes de servir con una cuchara porciones iguales en platos.

4. Adornar con hinojo y una rodaja de limón. Exprimir el jugo de limón sobre el plato antes de comerlo.

**Nutrición:**

Calorías 163

Grasa total 4.2 g

Grasa saturada 0.8 g

Colesterol 0 mg

Sodio 861 mg

Carbohidratos totales 22.5 g

Fibra 6.3 g

Azúcar 2.3 g

Proteína 9.2 g

# 18 Pilaf de Mijo

**Tiempo de Preparación:** 10 minutos

**Tiempo de Cocción:** 15 minutos

**Porciones:** 4

**Ingredientes:**

- 1 taza de mijo
- 2 tomates, enjuagados, sin semillas y picados
- 1¾ tazas de agua filtrada
- 2 cucharadas de aceite de oliva extra virgen
- ¼ de taza de albaricoque seco picado

- Ralladura de 1 limón
- Jugo de 1 limón
- ½ taza de perejil fresco, enjuagado y picado
- Sal rosa del Himalaya
- Pimienta negra recién molida

**Instrucciones:**

1. En una olla a presión eléctrica, combinar el mijo, los tomates y el agua. Cerrar la tapa en su sitio, seleccionar Manual y Alta Presión, y cocinar durante 7 minutos.

2. Cuando suene el pitido, liberar rápidamente la presión pulsando Cancelar y girando la válvula de vapor a la posición de Ventilación. Retirar la tapa con cuidado.

3. Revolver el aceite de oliva, el albaricoque, la ralladura de limón, el jugo de limón y el perejil. Probar, salpimentar y servir.

**Nutrición:**

Calorías: 270

Grasa total: 8g

Carbohidratos totales: 42g

Fibra: 5g

Azúcar: 3g

Proteína: 6g

# 19 Cebollas Agridulces

**Tiempo de Preparación:** 10 minutos

**Tiempo de Cocción:** 11 minutos

**Porciones:** 4

**Ingredientes:**

- 4 cebollas grandes, cortadas por la mitad

- 2 dientes de ajo machacados

- 3 tazas de caldo de verduras

- 1 ½ cucharada de vinagre balsámico

- ½ cucharadita de mostaza de Dijon

- 1 cucharada de azúcar

**Instrucciones:**

1. Combinar las cebollas y el ajo en una sartén. Freír durante 3 minutos, o hasta que se ablanden.

2. Verter el caldo, el vinagre, la mostaza de Dijon y el azúcar. Llevar a ebullición.

3. Reducir el fuego. Tapar y dejar que la combinación se cocine a fuego lento durante 10 minutos.

4. Retirar del fuego. Seguir revolviendo hasta que el líquido se reduzca y las cebollas se doren. 5. Servir.

**Nutrición:**

Calorías 203

Grasa total 41.2 g

Grasa saturada 0.8 g

Colesterol 0 mg

Sodio 861 mg

Carbohidratos totales 29.5 g

Fibra 16.3 g

Azúcar 29.3 g

Proteína19.2 g

# 20 Manzanas y Cebollas Salteadas

**Tiempo de Preparación:** 14 minutos

**Tiempo de Cocción:** 16 minutos

**Porciones:** 3

**Ingredientes:**

- 2 tazas de sidra seca

- 1 cebolla grande, cortada por la mitad

- 2 tazas de caldo de verduras

- 4 manzanas, cortadas en gajos

- Una pizca de sal

- Una pizca de pimienta

**Instrucciones:**

1. Combinar la sidra y la cebolla en una cacerola. Llevar a ebullición hasta que las cebollas estén cocidas y el líquido casi haya desaparecido.

2. Verter el caldo y las manzanas. Sazonar con sal y pimienta. Revolver de vez en cuando. Cocer durante unos 10 minutos o hasta que las manzanas estén tiernas pero no blandas. Servir.

**Nutrición:**

Calorías 343

Grasa total 51.2 g

Grasa saturada 0.8 g

Colesterol 0 mg

Sodio 861 mg

Carbohidratos totales 22.5 g

Fibra 6.3 g

Azúcar 2.3 g

Proteína9.2 g

# 21 Fideos de Calabacín con Champiñones Portabella

**Tiempo de Preparación:** 14 minutos

**Tiempo de Cocción:** 16 minutos

**Porciones:** 3

**Ingredientes:**

- 1 calabacín, procesado en fideos tipo espagueti

- 3 dientes de ajo picados

- 2 cebollas blancas, cortadas en rodajas finas

- 1 jengibre del tamaño de un pulgar, cortado en juliana

- 1 500 gramosde muslos de pollo

- 1 500 gramosde champiñones portabella, cortados en rodajas gruesas

- 2 tazas de caldo de pollo

- 3 tazas de agua

- Una pizca de sal marina, añadir más si es necesario

- Una pizca de pimienta negra, añadir más si es necesario

- 2 cucharaditas de aceite de sésamo

- 4 cucharadas de aceite de coco

- ¼ de taza de cebollino fresco, picado, para decorar

## Instrucciones:

1. Verter 2 cucharadas de aceite de coco en una sartén grande. Freír las láminas de champiñones por tandas durante 5 minutos o hasta que se doren. Reservar. Pasarlas a un plato.

2. Saltear la cebolla, el ajo y el jengibre durante 3 minutos o hasta que estén tiernos. Añadir los muslos de pollo, los champiñones cocidos, el caldo de pollo, el agua, la sal y la pimienta y revolver bien la mezcla. Llevar a ebullición.

3. Bajar gradualmente el fuego y dejar cocer a fuego lento durante 20 minutos o hasta que el pollo esté tierno. Echar el aceite de sésamo.

4. Servir colocando una cantidad igual de fideos de calabacín en los tazones. Servir la sopa con un cucharón y decorar con cebollino.

## Nutrición:

Calorías 163

Grasa total 4.2 g

Grasa saturada 0.8 g

Colesterol 0 mg

Sodio 861 mg

Carbohidratos totales 22.5 g

Fibra 6.3 g

Azúcar 2.3 g

Proteína9.2 g

# 22 Tempeh a la Parrilla con Piña

**Tiempo de Preparación:** 12 minutos

**Tiempo de Cocción:** 16 minutos

**Porciones:** 3

**Ingredientes:**

- 300 gramos de tempeh, en rodajas

- 1 pimiento rojo, cortado en cuartos

- 1/4 de piña, cortada en anillos

- 180 gramos de frijoles verdes

- 1 cucharada de aminoácidos de coco

- 2 1/2 cucharadas de jugo de naranja recién exprimido

- 1 1/2 cucharadas de jugo de limón recién exprimido

- 1 cucharada de aceite de oliva extra virgen

- 1/4 de taza de salsa hoisin

**Instrucciones:**

1. Mezclar en un tazón el aceite de oliva, los jugos de naranja y limón, los aminos de coco o la salsa de soja y la salsa hoisin. Añadir el tempeh cortado en cubos y reservar.

2. Calentar la parrilla o colocar una sartén para asar a fuego medio-alto. Una vez caliente, sacar el tempeh marinado del tazón con unas pinzas y pasarlo a la parrilla o sartén.

3. Asar a la parrilla durante 2 o 3 minutos, o hasta que se dore por todos lados.

4. Asar las piñas en rodajas junto con el tempeh y pasarlas directamente a la bandeja de servir.

5. Colocar el tempeh a la parrilla junto a la piña a la parrilla y cubrir con papel de aluminio para mantenerlo caliente.

6. Mientras tanto, poner los frijoles verdes y los pimientos en un tazón y añadir lo suficiente de la marinada para cubrir.

7. Preparar la sartén de la parrilla y añadir las verduras. Asar hasta que estén tiernas y ligeramente carbonizadas.

8. Pasar las verduras asadas a la fuente de servir y colocarlas de forma artística con el tempeh y la piña. Servir de inmediato.

**Nutrición:**

Calorías 163

Grasa total 4.2 g

Grasa saturada 0.8 g

Colesterol 0 mg

Sodio 861 mg

Carbohidratos totales 22.5 g

Fibra 6.3 g

Azúcar 2.3 g

Proteína9.2 g

# 23 Calabacines en Salsa de Sidra

**Tiempo de Preparación:** 13 minutos

**Tiempo de Cocción:** 17 minutos

**Porciones:** 3

**Ingredientes:**

- 2 tazas de calabacines pequeños

- 3 cucharadas de caldo de verduras

- 2 cucharadas de vinagre de sidra de manzana

- 1 cucharada de azúcar moreno claro

- 4 cebolletas, cortadas en rodajas finas

- 1 pieza de raíz de jengibre fresca, rallada

- 1 cucharadita de harina de maíz

- 2 cucharaditas de agua

**Instrucciones:**

1. Llevar a ebullición una cacerola con agua salada. Añadir los calabacines. Llevar a ebullición durante 5 minutos.

2. Mientras tanto, en una cacerola, combinar el caldo de verduras, el vinagre de sidra de manzana, el azúcar moreno, las cebollas, la raíz de jengibre, el jugo y la corteza de limón y el jugo y la corteza de naranja. Llevar a ebullición. Bajar el fuego y dejar cocer a fuego lento durante 3 minutos.

3. Mezclar la harina de maíz con el agua. Revolver bien. Verter en la salsa. Seguir revolviendo hasta que la salsa espese.

4. Escurrir los calabacines. Pasar a la fuente de servir. Verter sobre la salsa. Revolver para cubrir los calabacines. Servir.

**Nutrición:**

Calorías 173

Grasa total 9.2 g

Grasa saturada 0.8 g

Colesterol 0 mg

Sodio 861 mg

Carbohidratos totales 22.5 g

Fibra 6.3 g

Azúcar 2.3 g

Proteína9.2 g

# 24 Champiñones Mixtos al Horno

**Tiempo de Preparación:** 8 minutos

**Tiempo de Cocción:** 20 minutos

**Porciones:** 3

**Ingredientes:**

- 2 tazas de champiñones silvestres mezclados

- 1 taza de champiñones de castaño

- 2 tazas de boletus secos

- 2 chalotas

- 4 dientes de ajo

- 3 tazas de nueces crudas

- ½ manojo de tomillo fresco

- 1 manojo de perejil de hoja plana

- 2 cucharadas de aceite de oliva

- 2 hojas de laurel frescas

- 1 ½ tazas de pan duro

**Instrucciones:**

1. Quitar la piel y picar finamente el ajo y las chalotas. Picar toscamente los champiñones silvestres y los champiñones castaños. Recoger las hojas del tomillo y partir el pan en trozos pequeños. Poner dentro de la olla a presión.

2. Colocar las nueces pecanas y picarlas groseramente. Recoger las hojas de perejil y picarlas groseramente.

3. Colocar los boletus en un tazón y añadir 300 ml de agua hirviendo. Reservar hasta que se necesiten.

4. Calentar el aceite en la olla a presión. Añadir el ajo y las chalotas. Cocer durante 3 minutos revolviendo de vez en cuando.

5. Escurrir los boletus y reservar el líquido. Añadir los boletus en la olla a presión junto con los champiñones silvestres y los champiñones castaños. Añadir las hojas de laurel y el tomillo.

6. Colocar la tapa y cerrarla. Poner a fuego fuerte y llevar a alta presión. Ajustar el fuego para que se estabilice. Cocer durante 10 minutos. Ajustar el sabor si es necesario.

7. Pasar la mezcla de champiñones a un tazón y reservar para que se enfríe completamente.

8. Una vez que los champiñones se hayan enfriado por completo, añadir al tazón el pan, las pecanas, una pizca de pimienta negra y sal marina, y la mitad del líquido reservado. Mezclar bien. Añadir más líquido reservado si la mezcla parece seca.

9. Añadir más de la mitad del perejil en el tazón y revolver. Pasar la mezcla a una fuente de horno de 20cm x 25cm ligeramente engrasada y cubrir con papel de aluminio.

10. Hornear durante 35 minutos. A continuación, retirar el papel de aluminio y cocinar durante otros 10 minutos. Una vez hecho, espolvorear el perejil restante por encima y servir con pan o galletas. Servir.

**Nutrición:**

Calorías 343

Grasa total 4.2 g

Grasa saturada 0.8 g

Colesterol 0 mg

Sodio 861 mg

Carbohidratos totales 22.5 g

Fibra 6.3 g

Azúcar 2.3 g

Proteína9.2 g

## 25 Okra con Especias

**Tiempo de Preparación:** 14 minutos

**Tiempo de Cocción:** 16 minutos

**Porciones:** 3

**Ingredientes:**

- 2 tazas de okra

- ¼ de cucharadita de stevia

- 1 cucharadita de chile en polvo

- ½ cucharadita de cúrcuma molida

- 1 cucharada de cilantro molido

- 2 cucharadas de cilantro fresco picado

- 1 cucharada de comino molido

- ¼ cucharadita de sal

- 1 cucharada de coco desecado

- 3 cucharadas de aceite vegetal

- ½ cucharadita de semillas de mostaza negra

- ½ cucharadita de semillas de comino

- Tomates frescos, para decorar

**Instrucciones:**

1. Recortar el quimbombó. Lavarlo y secarlo.

2. Combinar en un tazón la stevia, el chile en polvo, la cúrcuma, el cilantro molido, el cilantro fresco, el comino, la sal y el coco desecado.

3. Calentar el aceite en una sartén. Cocinar las semillas de mostaza y comino durante 3 minutos. Revolver continuamente. Añadir la okra. Incorporar la mezcla de especias. Cocinar a fuego lento durante 8 minutos.

4. Pasar a una fuente de servir. Adornar con tomates frescos.

**Nutrición:**

Calorías 163

Grasa total 4.2 g

Grasa saturada 0.8 g

Colesterol 0 mg

Sodio 861 mg

Carbohidratos totales 22.5 g

Fibra 6.3 g

Azúcar 2.3 g

Proteína9.2 g

# Capítulo 4. Cena

## 26 Coliflor Gratinada con Queso

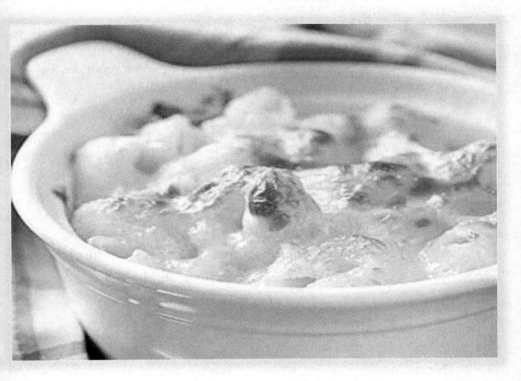

**Tiempo de Preparación:** 5 Minutos

**Tiempo de Cocción:** 25 Minutos

**Porciones:** 6

**Ingredientes:**

- 6 rebanadas de queso Pepper Jack
- 4 tazas de floretes de coliflor

- Sal y pimienta, según sea necesario
- 4 cucharadas de mantequilla
- 1/3 de taza de crema batida

**Instrucciones:**

1. Mezclar la coliflor, la nata, la mantequilla, la sal y la pimienta en un tazón seguro para microondas y combinar bien.
2. Calentar la mezcla de coliflor en el microondas durante 25 minutos a potencia alta hasta que se ablande y se ponga tierna.
3. Sacar los ingredientes del tazón y triturar con la ayuda de un tenedor.
4. Probar los condimentos y salpimentar al gusto.
5. Colocar las lonchas de queso pepper jack sobre la mezcla de coliflor y calentar en el microondas durante 3 minutos hasta que el queso empiece a fundirse.
6. Servir caliente.

**Nutrición:**

Calorías: 421Kcal

Carbohidratos: 3g

Proteínas: 19g

Grasa: 37g

Sodio: 111mg

# 27 Ensalada de Espinacas con Fresas

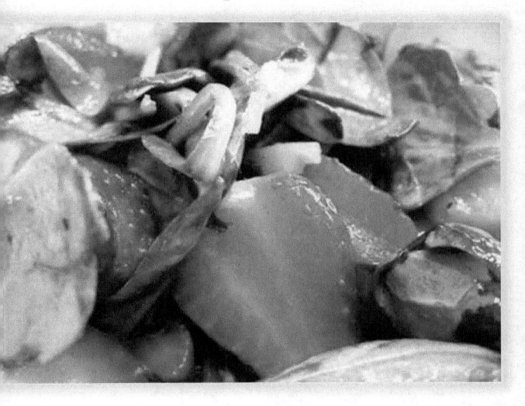

**Tiempo de Preparación:** 5 Minutos

**Tiempo de Cocción:** 10 Minutos

**Porciones:** 4

**Ingredientes:**

- 120 gramos de queso feta, desmenuzado
- 8 fresas, cortadas en rodajas
- 60 gramos de almendras

- 6 lonchas de tocino, de corte grueso, crujiente y desmenuzado
- 300 gramos de hojas de espinaca, frescas
- 2 tomates romanos, cortados en dados
- 60 gramos de cebolla roja, cortada en rodajas finas

**Instrucciones:**

1. Para preparar esta saludable ensalada, mezclar todos los ingredientes necesarios para hacer la ensalada en un tazón de tamaño grande y mezclarlos bien.

**Nutrición:**

Calorías – 255kcal

Grasa – 16g

Carbohidratos – 8g

Proteínas – 14g

Sodio: 27mg

# 28 Macarrones con Queso y Coliflor

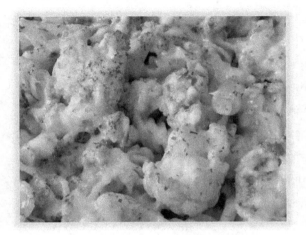

**Tiempo de Preparación:** 5 Minutos

**Tiempo de Cocción:** 25 Minutos

Esfuerzo: Fácil

**Porciones:** 4

**Ingredientes:**

- 1 cabeza de coliflor, cortada en ramilletes
- Sal y pimienta negra, según sea necesario
- ¼ de taza de leche de almendras, sin azúcar
- ¼ de taza de crema de leche
- 3 cucharadas de mantequilla, preferiblemente de pasto
- 1 taza de queso cheddar, rallado

**Instrucciones:**

1. Precalentar el horno a 450 F.
2. Derretir la mantequilla en un tazón pequeño apto para microondas y calentarla durante 30 segundos.
3. Verter la mantequilla derretida sobre los ramilletes de coliflor junto con la sal y la pimienta. Mezclarlos bien.
4. Colocar los ramilletes de coliflor en una bandeja de horno grande cubierta con papel pergamino.
5. Hornearlos durante 15 minutos o hasta que la coliflor esté crujiente y tierna.
6. Una vez horneados, mezclar la nata espesa, el queso cheddar, la leche de almendras y la mantequilla restante en un tazón grande apto para microondas y calentar a fuego alto durante 2 minutos o hasta que la mezcla de queso esté suave. Repetir el procedimiento hasta que el queso se haya derretido.
7. Por último, revolver la coliflor a la mezcla de la salsa y cubrirla bien.

**Nutrición:**

Calorías: 294Kcal

Grasa: 23g

Carbohidratos: 7g

Proteínas: 11g

# 29 Ensalada de Huevo Fácil

**Tiempo de Preparación:** 5 Minutos

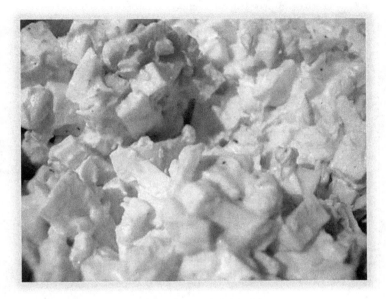

**Tiempo de Cocción:** 15 a 20 Minutos

Esfuerzo: Fácil

**Porciones:** 4

**Ingredientes:**

- 6 huevos, preferiblemente de corral
- ¼ cucharadita de sal
- 2 cucharadas de mayonesa
- 1 cucharadita de jugo de limón
- 1 cucharadita de mostaza de Dijon
- Pimienta, al gusto

- Hojas de lechuga, para servir

**Instrucciones:**

1. Mantener los huevos en una cacerola con agua y verter agua fría hasta que cubra el huevo una pulgada más.
2. Llevar a ebullición y luego retirar los huevos del fuego.
3. Pelar los huevos bajo el chorro de agua fría.
4. Pasar los huevos cocidos a un procesador de alimentos y batirlos hasta que queden picados.
5. Revolver la mayonesa, el jugo de limón, la sal, la mostaza de Dijon y la pimienta y mezclarlos bien.
6. Probar la sazón y añadir más si es necesario.
7. Servir en las hojas de lechuga.

**Nutrición:**

Calorías – 166kcal

Grasa – 14g

Carbohidratos - 0.85g

Proteínas – 10g

Sodio: 132mg

# 30 Muslos de Pollo al Horno

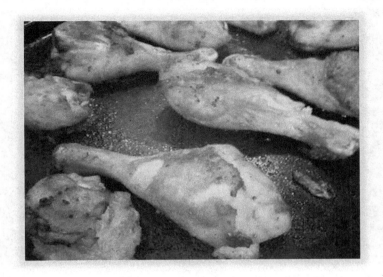

**Tiempo de Preparación:** 10 Minutos

**Tiempo de Cocción:** 40 Minutos

Esfuerzo: Fácil

**Porciones:** 6

**Ingredientes:**

- 6 muslos de pollo
- ¼ de cucharadita. pimienta negra
- ¼ de taza de mantequilla
- 1/2 cucharadita de sal marina
- 1/2 cucharadita de pimentón ahumado

- 1/2 cucharadita de ajo en polvo

**Instrucciones:**

1. Precalentar el horno a 425 F.

2. Dar unas palmaditas a los muslos de pollo con una toalla de papel para absorber el exceso de humedad.

3. Marinar los trozos de pollo aplicando primero la mantequilla sobre ellos y luego con el condimento. Dejar reposar unos minutos.

4. Hornearlos durante 25 minutos. Voltear y hornear por 10 minutos más o hasta que la temperatura interna alcance los 165 F.

5. Servirlos calientes.

**Nutrición:**

Calorías – 236kL

Grasa – 16g

Carbohidratos – 0g

Proteína – 22g

Sodio – 314mg

# 31 Espinacas a la Crema

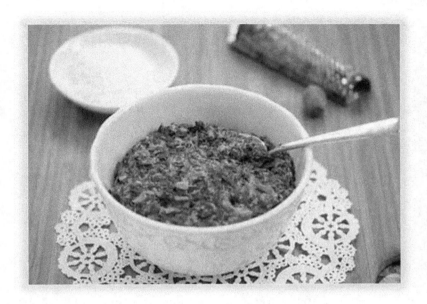

**Tiempo de Preparación:** 5 Minutos

**Tiempo de Cocción:** 10 Minutos

Esfuerzo: Fácil

**Porciones:** 4

**Ingredientes:**

- 3 cucharadas de mantequilla
- ¼ de cucharadita de pimienta negra
- 4 dientes de ajo picados
- ¼ de cucharadita de sal marina
- 300 gramos de espinacas pequeñas, picadas
- 1 cucharadita de condimento italiano

- 1/2 taza de crema de leche
- 3 oz de queso crema

**Instrucciones:**

1. Derretir la mantequilla en una sartén grande a fuego medio.

2. Una vez derretida la mantequilla, echar el ajo con una cuchara y saltear durante 30 segundos o hasta que esté aromático.

3. Incorporar las espinacas y cocinarlas durante 3 ó 4 minutos o hasta que se marchiten.

4. Añadir todos los ingredientes restantes y revolver continuamente hasta que el queso crema se derrita y la mezcla se espese.

5. Servir caliente.

**Nutrición:**

Calorías – 274kL

Grasa – 27g

Carbohidratos – 4g

Proteína – 4g

Sodio – 114mg

# 32 Champiñones Rellenos

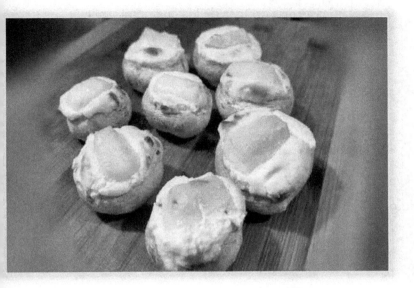

**Tiempo de Preparación:** 10 Minutos

**Tiempo de Cocción:** 20 Minutos

**Porciones:** 4

**Ingredientes:**

- 4 champiñones portobello, grandes
- 1/2 taza de queso mozzarella rallado
- 1/2 taza de marinara, baja en azúcar
- Aceite de oliva en spray

**Instrucciones:**

1. Precalentar el horno a 375 F.

2. Sacar las agallas oscuras de los champiñones con la ayuda de una cuchara.

3. Mantener el tallo de los champiñones boca abajo y acompañarlo con dos cucharadas de salsa marinara y queso mozzarella.

4. Hornear durante 18 minutos o hasta que el queso esté burbujeante.

**Nutrición:**

Calorías – 113kL

Grasa – 6g

Carbohidratos – 4g

Proteína – 7g

Sodio – 14mg

# 33 Sopa de Verduras

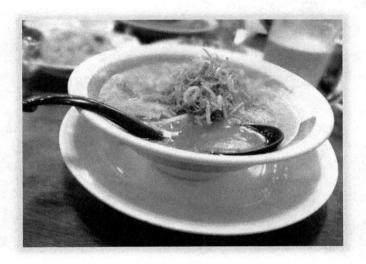

**Tiempo de Preparación:** 10 Minutos

**Tiempo de Cocción:** 30 Minutos

**Porciones:** 5

**Ingredientes:**

- 8 tazas de caldo de verduras
- 2 cucharadas de aceite de oliva
- 1 cucharada de condimento italiano
- 1 cebolla, grande y cortada en cubos
- 2 hojas de laurel, secas
- 2 pimientos grandes y cortados en cubos
- Sal marina y pimienta negra, según sea necesario
- 4 dientes de ajo picados

- 500 gramos de tomates, cortados en cubos
- 1 cabeza de coliflor, mediana y cortada en ramilletes
- 2 tazas de frijoles verdes, recortados y picados

**Instrucciones:**

1. Calentar el aceite en un horno holandés a fuego medio.

2. Una vez que el aceite esté caliente, revolver las cebollas y el pimiento.

3. Cocinar durante 10 minutos o hasta que la cebolla se ablande y se dore.

4. Incorporar el ajo y saltear durante un minuto o hasta que esté fragante.

5. Añadir todos los ingredientes restantes. Mezclar hasta que todo se una.

6. Llevar la mezcla a ebullición. Bajar el fuego y cocinar durante 20 minutos más o hasta que las verduras se hayan ablandado.

7. Servir caliente.

**Nutrición:**

Calorías – 79kL

Grasa – 2g

Carbohidratos – 8g

Proteína – 2g

Sodio – 187mg

## 34 Chuleta de Cerdo Diane

**Tiempo de Preparación:** 10 minutos

**Tiempo de Cocción:** 20 minutos

**Porciones:** 4

**Ingredientes:**

- ¼ de taza de caldo de pollo bajo en sodio
- 1 cucharada de jugo de limón recién exprimido
- 2 cucharaditas de salsa Worcestershire
- 2 cucharaditas de mostaza de Dijon
- 4 (150 gramos) chuletas de lomo deshuesadas
- 1 cucharadita de aceite de oliva extra virgen
- 1 cucharadita de ralladura de limón
- 1 cucharadita de mantequilla
- 2 cucharaditas de cebollino fresco picado

Instrucciones:

1. Mezclar el caldo de pollo, el jugo de limón, la salsa Worcestershire y la mostaza de Dijon y reservar.

2. Sazonar ligeramente las chuletas de cerdo.

3. Colocar una sartén grande a fuego medio-alto y añadir el aceite de oliva.

4. Cocinar las chuletas de cerdo, dándoles la vuelta una vez, hasta que dejen de estar rosadas, unos 8 minutos por lado.

5. Reservar las chuletas.

6. Verter la mezcla de caldo en la sartén y cocinar hasta que se caliente y espese, unos 2 minutos.

7. Mezclar la ralladura de limón, la mantequilla y el cebollino.

8. Adornar con una generosa cucharada de salsa.

**Nutrición:**

200 Calorías

8g Grasa; 1g Carbohidratos

# 35 Chuletas de Cerdo de Otoño con Lombarda y Manzanas

**Tiempo de Preparación:** 15 minutos

**Tiempo de Cocción:** 30 minutos

**Porciones:** 4

**Ingredientes:**

- ¼ de taza de vinagre de sidra de manzana

- 2 cucharadas de edulcorante granulado

- 4 (150 gramos) chuletas de cerdo, de aproximadamente 1 pulgada de grosor
- 1 cucharada de aceite de oliva extra virgen
- ½ col roja, finamente rallada
- 1 cebolla dulce, cortada en rodajas finas
- 1 manzana, pelada, descorazonada y cortada en rodajas
- 1 cucharadita de tomillo fresco picado

Instrucciones:

1. Mezclar el vinagre y el edulcorante. Dejarlo a un lado.
2. Sazonar la carne de cerdo con sal y pimienta.
3. Poner una sartén enorme a fuego medio-alto y añadir el aceite de oliva.
4. Cocinar las chuletas de cerdo hasta que dejen de estar rosadas, dándoles la vuelta una vez, unos 8 minutos por lado.
5. Poner las chuletas a un lado.
6. Añadir la col y la cebolla a la sartén y saltear hasta que las verduras se hayan ablandado, unos 5 minutos.
7. Añadir la mezcla de vinagre y las rodajas de manzana a la sartén y llevar la mezcla a ebullición.
8. Ajustar el fuego a bajo y cocer a fuego lento, tapado, durante 5 minutos más.

9. Volver a poner las chuletas de cerdo en la sartén, junto con los jugos acumulados y el tomillo, tapar y cocinar durante 5 minutos más.

**Nutrición:**

223 Calorías

12g Carbohidratos

3g Fibra

# 36 Chuletas de Cerdo con Chili Chipotle

**Tiempo de Preparación:** 4 horas

**Tiempo de Cocción:** 20 minutos

**Porciones:** 4

**Ingredientes:**

- Jugo y cáscara de 1 lima
- 1 cucharada de aceite de oliva extra virgen
- 1 cucharada de chile chipotle en polvo
- 2 cucharaditas de ajo picado
- 1 cucharadita de canela molida
- Una pizca de sal marina
- 4 chuletas de cerdo (150 gramos)

Instrucciones:

1. Combinar el jugo y la ralladura de limón, el aceite, el chile chipotle en polvo, el ajo, la canela y la sal en una bolsa de plástico resellable. Añadir las chuletas de cerdo. Eliminar todo el aire posible y cerrar la bolsa.
2. Marinar las chuletas en la nevera durante al menos 4 horas, y hasta 24 horas, dándoles la vuelta varias veces.
3. Preparar el horno a 400°F y colocar una rejilla en una bandeja para hornear. Dejar reposar las chuletas a temperatura ambiente durante 15 minutos, luego colocarlas en la rejilla y desechar el resto de la marinada.
4. Asar las chuletas hasta que estén bien cocidas, dándoles la vuelta una vez, unos 10 minutos por lado.
5. Servir con trozos de lima.

**Nutrición:**

204 Calorías

1g Carbohidratos

1g Azúcar

# 37 Lomo de Cerdo Marinado a la Naranja

**Tiempo de Preparación:** 2 horas

**Tiempo de Cocción:** 30 minutos

**Porciones:** 4

**Ingredientes:**

- ¼ de taza de jugo de naranja recién exprimido
- 2 cucharaditas de ralladura de naranja
- 2 cucharaditas de ajo picado
- 1 cucharadita de salsa de soja baja en sodio
- 1 cucharadita de jengibre fresco rallado
- 1 cucharadita de miel
- 750 gramos de lomo de cerdo asado
- 1 cucharada de aceite de oliva extra virgen

Instrucciones:

1. Mezclar el jugo de naranja, la ralladura, el ajo, la salsa de soja, el jengibre y la miel.
2. Verter la marinada en una bolsa de plástico resellable y añadir el solomillo de cerdo.
3. Eliminar todo el aire posible y cerrar la bolsa. Dejar marinar la carne de cerdo en el refrigerador, dándole la vuelta a la bolsa unas cuantas veces, durante 2 horas.

4. Precalentar el horno a 400°F.
5. Sacar el lomo de la marinada y desechar la marinada.
6. Colocar una sartén grande apta para el horno a fuego medio-alto y añadir el aceite.
7. Dorar el solomillo de cerdo por todos los lados, unos 5 minutos en total.
8. Colocar la sartén en el horno y asar durante 25 minutos.
9. Reservar durante 10 minutos antes de servir.

**Nutrición:**

228 Calorías

4g Carbohidratos

3g Azúcar

# 38 Albóndigas de Hierbas Caseras

**Tiempo de Preparación:** 10 minutos

**Tiempo de Cocción:** 15 minutos

**Porciones:** 4

**Ingredientes:**

- 125 gramosde carne magra de cerdo molida
- 125 gramosde carne picada magra
- 1 cebolla dulce, finamente picada
- ¼ de taza de pan rallado

- 2 cucharadas de albahaca fresca picada

- 2 cucharaditas de ajo picado

- 1 huevo

Instrucciones:

1. Precalentar el horno a 350°F.
2. Preparar la bandeja de horno con papel pergamino y dejarla a un lado.
3. En un tazón grande, mezclar la carne de cerdo, la carne de res, la cebolla, el pan rallado, la albahaca, el ajo, el huevo, la sal y la pimienta hasta que estén muy bien mezclados.
4. Enrollar la mezcla de carne en forma de albóndigas de 5 centímetros.
5. Pasar las albóndigas a la bandeja del horno y hornear hasta que estén doradas y cocidas, unos 15 minutos.
6. Servir las albóndigas con su salsa marinara favorita y unos frijoles verdes al vapor.

**Nutrición:**

332 Calorías

13g Carbohidratos

3g Azúcar

# 39 Chuletas de Cordero con Lima y Perejil

**Tiempo de Preparación:** 4 horas

**Tiempo de Cocción:** 10 minutos

**Porciones:** 4

**Ingredientes:**

- ¼ de taza de aceite de oliva extra virgen
- ¼ de taza de jugo de lima recién exprimido
- 2 cucharadas de ralladura de lima
- 2 cucharadas de perejil fresco picado
- 12 chuletas de cordero (aproximadamente 750 gramos en total)

Instrucciones:

1. Revolver el aceite, el jugo de lima, la ralladura, el perejil, la sal y la pimienta.
2. Verter la marinada en una bolsa de plástico resellable.
3. Añadir las chuletas a la bolsa y eliminar todo el aire posible antes de cerrarla.
4. Dejar marinar el cordero en el refrigerador durante unas 4 horas, dándole la vuelta a la bolsa varias veces.
5. Precalentar el horno a la parrilla.
6. Sacar las chuletas de la bolsa y colocarlas en una bandeja de horno forrada con papel de aluminio. Desechar la marinada.

7. Asar las chuletas durante 4 minutos por lado para que queden a punto.

8. Dejar reposar las chuletas durante 5 minutos antes de servirlas.

**Nutrición:**

413 Calorías

1g Carbohidratos; 31g Proteína

# 40 Sándwiches de Carne Mediterráneos

**Tiempo de Preparación:** 1 hora

**Tiempo de Cocción:** 10 minutos

**Porciones:** 4

**Ingredientes:**

- 2 cucharadas de aceite de oliva extra virgen
- 2 cucharadas de vinagre balsámico
- 2 cucharaditas de ajo
- 2 cucharaditas de jugo de limón
- 2 cucharaditas de orégano fresco
- 1 cucharadita de perejil fresco
- 1 500 gramosde bistec de falda
- 4 pitas de trigo integral
- 2 tazas de lechuga rallada

- 1 cebolla roja, cortada en rodajas finas

- 1 tomate picado

- 30 gramos de queso feta bajo en sodio

Instrucciones:

1. Escudriñar el aceite de oliva, el vinagre balsámico, el ajo, el jugo de limón, el orégano y el perejil.
2. Añadir el filete al tazón, dándole vueltas para cubrirlo completamente.
3. Dejar marinar el filete durante 1 hora en la nevera, dándole la vuelta varias veces.
4. Precalentar la parrilla. Forrar una bandeja de horno con papel de aluminio.
5. Sacar el filete del tazón y desechar la marinada.
6. Colocar el bistec en la bandeja de horno y asar durante 5 minutos por lado para que quede medio hecho.
7. Dejar reposar durante 10 minutos antes de cortarlo en rodajas.
8. Rellenar las pitas con el filete cortado, la lechuga, la cebolla, el tomate y el queso feta.

**Nutrición:**

344 Calorías

22g Carbohidratos

3g Fibra

# 41 Ternera Asada con Salsa de Pimientos

**Tiempo de Preparación:** 10 minutos

**Tiempo de Cocción:** 90 minutos

**Porciones:** 4

**Ingredientes:**

- 750 gramos de asado de cuadril
- 3 cucharaditas de aceite de oliva extra virgen
- 3 chalotas picadas
- 2 cucharaditas de ajo picado
- 1 cucharada de granos de pimienta verde
- 2 cucharadas de jerez seco
- 2 cucharadas de harina para todo uso
- 1 taza de caldo de carne sin sodio

Instrucciones:

1. Calentar el horno a 300°F.
2. Sazonar el asado con sal y pimienta.
3. Colocar una sartén enorme a fuego medio-alto y añadir 2 cucharaditas de aceite de oliva.
4. Dorar la carne por todos los lados, unos 10 minutos en total, y pasar el asado a una fuente de horno.
5. Asar hasta que esté al punto deseado, aproximadamente 1½ horas para un punto medio.

Cuando el asado haya estado en el horno durante 1 hora, empezar la salsa.

6. En una cacerola mediana a fuego medio-alto, saltear las chalotas en la cucharadita restante de aceite de oliva hasta que estén translúcidas, unos 4 minutos.

7. Revolver el ajo y los granos de pimienta, y cocinar durante otro minuto. Batir el jerez para desglasar la sartén.

8. Incorporar la harina hasta formar una pasta espesa, cocinando durante 1 minuto y revolviendo constantemente.

9. Incorporar el caldo de carne y batir durante 4 minutos. Sazonar la salsa.

10. Servir la carne con una generosa cucharada de salsa.

## Nutrición:

330 Calorías

4g Carbohidratos

36g Proteína

# Capítulo 5.   Dulces y Postres

## 42 Barras de Chocolate Crujiente

**Tiempo de Preparación:** 5 minutos

**Tiempo de Cocción:** 5 minutos

**Porciones:** 4

**Ingredientes:**

- 1 1/2 tazas de chispas de chocolate sin azúcar

- 1 taza de mantequilla de almendra

- Stevia al gusto

- 1/4 taza de aceite de coco

- 3 tazas de nueces pecanas picadas

**Instrucciones:**

1. Colocar una bandeja para hornear de 8 pulgadas con papel pergamino.

2. Mezclar en un tazón las chispas de chocolate con la mantequilla, el aceite de coco y el edulcorante.

3. Derretirlo calentando en el microondas de 2 a 3 minutos hasta que esté bien mezclado.

4. Revolver las nueces y las semillas. Mezclar suavemente.

5.  Verter esta masa con cuidado en el molde y repartirla uniformemente.

6.  Refrigerar durante 2 o 3 horas.

7.  Cortar y servir.

**Nutrición:**

Calorías 316

Grasa total 30.9 g

Grasa saturada 8.1 g

Colesterol 0 mg

Carbohidratos totales 8.3 g

Azúcar 1.8 g

Fibra 3.8 g

Sodio 8 mg

Proteína6.4 g

# 43 Barras de Proteínas Caseras

**Tiempo de Preparación:** 5 minutos

**Tiempo de Cocción:** 10 minutos

**Porciones:** 4

## Ingredientes:

- 1 taza de mantequilla de nueces
- 4 cucharadas de aceite de coco
- 2 cucharadas de proteína de vainilla
- Stevia, al gusto
- ½ cucharadita de sal marina

## Ingredientes opcionales:

- 1 cucharadita de canela

## Instrucciones:

1. Mezclar en un plato el aceite de coco con la mantequilla, la proteína, la estevia y la sal.
2. Revolver la canela y la chispa de chocolate.
3. Presionar la mezcla firmemente y congelar hasta que esté firme.
4. Cortar la corteza en pequeñas barras.
5. Servir y disfrutar.

## Nutrición:

Calorías 179

Grasa total 15.7 g

Grasa saturada 8 g

Colesterol 0 mg

Carbohidratos totales 4.8 g

Azúcar 3.6 g

Fibra 0.8 g

Sodio 43 mg

Proteína5.6 g

# 44 Galletas de Mantequilla

**Tiempo de Preparación:** 10 minutos

**Tiempo de Cocción:** 70 minutos

**Porciones:** 6

**Ingredientes:**

- 2 1/2 tazas de harina de almendra

- 6 cucharadas de mantequilla de nueces

- 1/2 taza de eritritol

- 1 cucharadita de esencia de vainilla

**Instrucciones:**

1. Precalentar el horno a 350 grados F.

2. Colocar una hoja de galletas con papel pergamino.

3. Batir la mantequilla con el eritritol hasta que esté esponjoso.

4. Revolver la esencia de vainilla y la harina de almendras. Mezclar bien hasta que se desmenuce.

5. Con una cuchara, depositar una cucharada de masa de galletas en la bandeja de horno.

6. Añadir más masa para hacer otras tantas galletas.

7. Hornear durante 15 minutos hasta que se doren.

8. Servir.

**Nutrición:**

Calorías 288

Grasa total 25.3 g

Grasa saturada 6.7 g

Colesterol 23 mg

Carbohidratos totales 9.6 g

Azúcar 0.1 g

Fibra 3.8 g

Sodio 74 mg

Potasio 3 mg

Proteína7.6 g

# 45 Galletas con Chispas de Coco

**Tiempo de Preparación:** 10 minutos

**Tiempo de Cocción:** 15 minutos

**Porciones:** 4

**Ingredientes:**

- 1 taza de harina de almendras

- ½ taza de nibs de cacao

- ½ taza de copos de coco sin endulzar

- 1/3 de taza de eritritol

- ½ taza de mantequilla de almendras

- ¼ de taza de mantequilla de frutos secos derretida

- ¼ de taza de leche de almendras

- Stevia, al gusto

- ¼ de cucharadita de sal marina

**Instrucciones:**

1. Precalentar el horno a 350 grados F.

2. Cubrir una bandeja para galletas con papel pergamino.

3. Añadir y luego combinar todos los ingredientes secos en un tazón de vidrio.

4. Batir la mantequilla, la leche de almendras, la esencia de vainilla, la stevia y la mantequilla de almendras.

5. Batir bien y luego revolver la mezcla seca. Mezclar bien.

6. Poner una cucharada de masa de galletas en la bandeja de horno.

7. Añadir más masa para hacer hasta 16 galletas.

8. Aplanar cada galleta con los dedos.

9. Hornear durante 25 minutos hasta que estén doradas.

10. Dejarlas reposar durante 15 minutos.

11. Servir.

**Nutrición:**

Calorías 192

Grasa total 17.44 g

Grasa saturada 11.5 g

Colesterol 125 mg

Carbohidratos totales 2.2 g

Azúcar 1.4 g

Fibra 2.1 g

Sodio 135 mg

Proteína4.7 g

# 46 Barras de Mantequilla de Cacahuete

**Tiempo de Preparación:** 10 minutos

**Tiempo de Cocción:** 10 minutos

**Porciones:** 6

**Ingredientes:**

- 3/4 de taza de harina de almendras

- 60 gramos de mantequilla de almendras

- 1/4 taza de Swerve

- 1/2 taza de mantequilla de cacahuete

- 1/2 cucharadita de vainilla

**Instrucciones:**

1. Combinar todos los **Ingredientes** para las barras.

2. Transferir esta mezcla a un molde pequeño de 6 pulgadas. Presionar firmemente.

3. Refrigera durante 30 minutos.

4. Cortar en rodajas y servir.

**Nutrición:**

Calorías 214

Grasa total 19 g

Grasa saturada 5.8 g

Colesterol 15 mg

Carbohidratos totales 6.5 g

Azúcar 1.9 g

Fibra 2.1 g

Sodio 123 mg

Proteína6.5 g

## 47 Panqueques de Calabacín

**Tiempo de Preparación:** 15 minutos

**Tiempo de Cocción:** 35 minutos

**Porciones:** 3

**Ingredientes:**

- Aceite de uva, 1 cucharada
- Nueces picadas, 0,5 taza
- Leche de nueces, 2 tazas
- Calabacín rallado, 1 taza
- Puré de banana burro, .25 taza
- Azúcar de dátil, 2 cucharadas

- Harina de kamut o espelta, 2 tazas

## Instrucciones:

1. Poner en un tazón el azúcar de dátiles y la harina. Batir todo junto.

2. Añadir el puré de banana y la leche de nueces. Revolver hasta que se combinen. Recordar raspar el tazón para obtener toda la mezcla seca. Añadir las nueces y el calabacín. Revolver bien hasta que se combinen.

3. Poner el aceite de semilla de uva en una plancha y calentar.

4. Verter 0,25 tazas de masa en la plancha caliente. Dejarla hasta que empiecen a formarse burbujas en la superficie. Dar la vuelta con cuidado al panqueque y cocinar otros cuatro minutos hasta que esté bien cocido.

5. Colocar los panqueques en un plato para servir y disfrutar con un poco de jarabe de agave.

## Nutrición:

Calorías: 246

Carbohidratos: 49.2 g

Fibra: 4.6 g

Proteína: 7.8 g

# 48 Sorbete de Bayas

**Tiempo de Preparación:** 10 minutos

**Tiempo de Cocción:** 20 minutos

**Porciones:** 6

**Ingredientes:**

- Agua, 2 tazas

- Licuar las fresas, 2 tazas

- Harina de espelta, 1,5 cucharaditas.

- Azúcar de dátiles, 0,5 taza

**Instrucciones:**

1. Añadir el agua en una olla grande y dejar que el agua empiece a calentarse. Añadir la harina y el dátil de azúcar y revolver hasta que se disuelva. Dejar que esta mezcla comience a hervir y continuar la cocción durante unos diez minutos. Debería empezar a espesar. Retirar del fuego y apartar para que se enfríe.

2. Una vez que el almíbar se haya enfriado, añadir las fresas y revolver bien para combinarlas.

3. Verter en un recipiente apto para el congelador y meterlo en el congelador hasta que se congele.

4. Sacar el sorbete del congelador, cortarlo en trozos y ponerlo en una batidora o en un procesador de alimentos. Pulsar el botón de batir hasta que la mezcla esté cremosa.

5. Verter esto en el mismo recipiente apto para el congelador y volver a meterlo en el congelador durante cuatro horas.

**Nutrición:**

Calorías: 99

Carbohidratos: 8 g

# 49 Gachas de Quinoa

**Tiempo de Preparación:** 5 minutos

**Tiempo de Cocción:** 15 minutos

**Porciones:** 04

**Ingredientes:**

- Ralladura de una lima
- Leche de coco, .5 taza
- Clavos de olor, 0,5 cucharaditas
- Jengibre molido, 1,5 cucharaditas

- Agua de manantial, 2 tazas

- Quinoa, 1 taza

- Manzana rallada, 1

**Instrucciones:**

1. Cocer la quinoa. Seguir las instrucciones del paquete.
   Cuando la quinoa esté cocida, escurrirla bien.
   Colocarla de nuevo en la olla y revolver las especias.

2. Añadir la leche de coco y revolver bien para
   combinar.

3. Rallar ahora la manzana y revolver bien.

4. Dividir a partes iguales en tazones y añadir la ralladura
   de lima por encima. Espolvorear con los frutos secos
   y las semillas de su elección.

**Nutrición:**

Calorías: 180

Grasa: 3 g

Carbohidratos: 40 g

Proteína: 10 g

# 50 Quinoa de Manzana

**Tiempo de Preparación:** 15 minutos

**Tiempo de Cocción:** 30 minutos

**Porciones:** 04

**Ingredientes:**

- Aceite de coco, 1 cucharada.

- Jengibre

- Lima .5

- Manzana, 1

- Quinoa, .5 taza

Coberturas opcionales

- Semillas

- Nueces

- Bayas

**Instrucciones:**

1. Preparar la quinoa según las instrucciones del paquete. Cuando se esté acercando al final del **Tiempo de Cocción**, rallar la manzana y cocinar durante 30 segundos.

2. Rallar la lima en la quinoa y exprimir el jugo. Revolver con el aceite de coco.

3. Repartir uniformemente en tazones y espolvorear con un poco de jengibre.

4. Puedes añadir algunas bayas, frutos secos y semillas justo antes de comer.

**Nutrición:**

Calorías: 146

Fibra: 2.3 g

Grasa: 8.3 g

CPSIA information can be obtained
at www.ICGtesting.com
Printed in the USA
BVHW041404040521
606417BV00001B/226

9 781802 551006